AF586029

# LETTRE A L'ACADÉMIE

SUR

## L'ÉPIDÉMIE ACTUELLE DE FIÈVRE GRIPPALE

SURVENUE

A BACCARAT ET DANS LES ENVIRONS EN JANVIER 1890

PAR

**Le Dr A. ALISON**

Ancien interne des hôpitaux de Paris
Lauréat (médaille d'or) de l'Académie

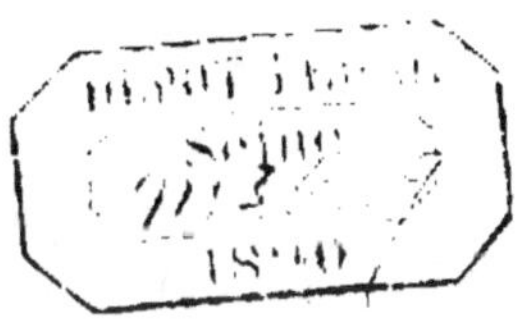

PARIS
IMPRIMERIE A. DAVY
52, RUE MADAME, 52

1890

# LETTRE A L'ACADÉMIE

SUR

# L'ÉPIDÉMIE ACTUELLE DE FIÈVRE GRIPPALE

---

## NOTICE BIBLIOGRAPHIQUE SUR LES TRAVAUX SCIENTIFIQUES du Dr ALISON, de Baccarat

### 1° De l'hydarthose du genou dans les fractures de la cuisse chez les enfants.

Dans ce travail, qui a servi de thèse à l'auteur en 1871, M. Alison a fait connaître un nouveau signe des fractures de la cuisse chez les enfants ; c'est l'existence d'un épanchement dans l'articulation du genou, même alors que la fracture a lieu dans le tiers supérieur du fémur. Vers la même époque ou même vers la fin de l'année 1870 (Dictionnaire encyclopédique des sciences médicales, art. Cuisse, p. 204), MM. les professeurs Gosselin, membre de l'Institut et Rouge, de Lausanne, avaient déjà attiré l'attention sur ce nouveau symptôme chez les adultes. Puis sont venus les travaux de Berger et de Hennequin.

### 2° Etude sur une épidémie de choléra, à Merviller, canton de Baccarat.

Ce mémoire, imprimé dans la *Revue médicale de l'Est* avec tirage à part chez Berger-Levrault, Nancy (1874), a été analysé par M. Woillez, membre de l'Académie, lequel, dans son rapport annuel (Bull. de l'Académie, n° 4, 1875, p. 94), résume son opinion dans les termes suivants : « M. le Dr Alison s'est efforcé, dans ce travail, de rechercher, pour chaque malade et pour chaque famille, le mode de transmission du choléra, et il l'a fait avec un soin digne d'éloges. » Médaille d'argent de l'Académie, 1875.

**3° Contribution à l'étude physiologique d'Amanita muscaria ou fausse oronge.** *Revue médicale de l'Est* et tirage à part chez Berger-Levrault.

Dans ce travail, présenté à l'Institut, M. le Dr Alison a étudié un des premiers, en France, avec Carville, Hardy, Chouppe et le professeur Vulpian, les particularités intéressantes que présente ce nouvel agent, extrait de la fausse oronge ou champignon de mouches, qui arrête le cœur en diastole, et sur lequel avaient déjà porté, à l'étranger, les publications de Schmiedeberg et Koppe, Prévost et Krenchel. Une analyse de ce travail a été insérée dans le Dictionnaire encyclopédique des sciences médicales, art. Muscarine, p. 352.

**4° Considérations (1) sur l'étiologie de la fièvre typhoïde dans les campagnes.** *Mémoire couronné par l'Académie de médecine, médaille d'or*, 1879. *Archives générales de médecine*, nos de janvier, février et mars 1880.

Dans ce travail, M. le Dr Alison étudie le développement de la fièvre typhoïde dans 49 foyers épidémiques, survenus dans 21 communes de sa circonscription médicale, puis, un des premiers, démontre que le contage de cette maladie peut conserver ses propriétés nocives pendant une période de 12 à 16 mois.

Ce mémoire a été analysé dans la plupart des publications savantes et notamment dans le Dictionnaire de médecine et de chirurgie pratique du professeur Jaccoud. L'auteur, le regretté G. Homolle, s'exprime en ces termes dans son savant article de la fièvre typhoïde, p. 515 : « Une étude très remarquable d'Alison, sur la fièvre typhoïde à la campagne, 1880, rapporte des faits nouveaux observés et analysés avec le meilleur esprit critique. » D'autre part, le professeur Villemin, l'illustre auteur de la découverte de l'inoculation de la tuberculose, formule ainsi son opinion, dans son rapport académique sur les maladies contagieuses de 1877 : « L'Académie a reçu de M. le Dr Alison, de Baccarat, deux mémoires importants sur la fièvre typhoïde. Ils peuvent être offerts comme un

(1) Tous les mémoires qui suivent ont eu un tirage à part chez Asselin, libraire de la Faculté de médecine, place de l'École de Médecine, Paris.

programme et un modèle d'étude à suivre dans la recherche des problèmes étiologiques que soulève cette maladie. » M. Villemin fait ensuite (*Mémoires de l'Académie*, tome 33, 1882) un résumé très détaillé de ce travail et pense que M. Alison a étudié les origines de la fièvre typhoïde avec une patience et une sagacité dignes des plus grands éloges.

**5° Mémoire sur quelques cas de revaccination chez les enfants.**

Ce court mémoire a été publié dans les *Archives de médecine* (juin 1881) et a obtenu une médaille d'argent de l'Académie.

**6° Considérations sur l'étiologie et le traitement de la pneumonie lobaire aiguë.** *Archives de médecine*, sept. et oct. 1883.

Dans ce mémoire, M. le Dr Alison, se basant sur 80 obs. de pneumonie recueillies de 1880 à 1883, étudie, dans quatre chapitres distincts, les causes de cette affection, externes et banales, atmosphériques, organiques (héréditaires et personnelles) et enfin infectieuses. M. H. Barth, dans son savant article de la pneumonie du Dictionnaire encyclopédique, p. 245, dit : « Un médecin français, Alison, dans un très intéressant mémoire, a signalé deux épidémies de pneumonie, survenues à Hablainville et à Xermamont. » De son côté, l'éminent académicien, M. Constantin Paul, s'exprime ainsi, dans son rapport (*Bull. de l'Académie*, 1885, p. 512) : « L'auteur de ce mémoire, qui est un travailleur consciencieux et de plus un chercheur, a fait une étude approfondie sur une épidémie de pneumonie qu'il a eu l'occasion d'observer. »

**7° Influence (1) de l'alcoolisme sur le développement de la tuberculose et de la cirrhose atrophique du foie.**

Ce travail, publié dans les *Archives générales de médecine* (n° de sept. 1888), tend à démontrer les deux faits suivants :

(1) Aucun des mémoires suivants, à l'exception du n° 10, n'a plus été présenté pour les récompenses académiques.

*a*) La fréquence de la tuberculose chez les alcooliques actifs et adonnés aux travaux pénibles de la campagne.

*b*) La rareté de la cirrhose atrophique chez ces alcooliques, placés dans les mêmes conditions d'activité.

### 8° Aperçu sur les principales causes de la phthisie pulmonaire.

Dans ce mémoire (*Archives de médecine*, sept. 1885) M. le Dr Alison, s'appuyant sur 58 obs. recueillies de 1870 à 1885, démontre que la tuberculose est contagieuse (obs. VIII à XV), la maladie s'étant propagée de proche en proche, parmi les voisins et les parents en relations avec le tuberculeux, à la suite de son arrivée au milieu d'une population jusque-là indemne. M. le doyen Vulpian s'est exprimé en ces termes (*Bull. de l'Académie*, 1885, p. 745) : « J'ai l'honneur de présenter à l'Académie, de la part de M. le Dr Alison, un mémoire imprimé, très consciencieux, très bien fait, selon moi, dans lequel il a étudié, avec grand soin, cette affection dans les petites communes de sa résidence et il a consigné le résultat de ses recherches dans cet important travail analogue à celui qu'il avait fait antérieurement sur la fièvre typhoïde et qui lui a valu la médaille d'or.

### 9° Contribution au diagnostic de la lithiase biliaire.

Dans cette brochure (*Archives de médecine*, août 1887), M. le Dr Alison indique, comme nouveaux signes de la gravelle biliaire, pouvant servir à démasquer son existence, même avant l'apparition des accès de colique hépatique, les faits suivants : les relations étiologiques de la lithiase avec la grippe, l'aversion des malades pour les purgatifs et l'irritation qui en résulte, les congestions passagères de la face, l'existence dans les urines de peptone et de pigments biliaires donnant une coloration rouge brune avec l'acide sulfurique.

### 10° Mémoire sur les symptômes et les complications de la grippe.

Ce travail, présenté à l'Académie le 28 février 1888, inséré dans les *Archives de médecine*, nos d'avril et mai 1890, indique les relations étiologiques de cette maladie avec la gravelle biliaire et urinaire, les congestions méningitiques et le tétanos et démontre, de plus, l'existence de deux nouveaux signes de la grippe, dont nous pensons devoir réclamer la priorité; savoir, l'élévation de la température des extrémités, dans les cas de faible intensité, alors même que les températures axillaire et rectale ne sont pas augmentées, et la présence de modifications importantes dans les urines, notamment de l'urobiline, constatée au spectroscope. M. le Dr A. Ollivier, membre de l'Académie de médecine, s'exprime ainsi, au nom de la Commission académique, à propos de ce mémoire : « Le travail de M. le Dr Alison est un des meilleurs pour l'érudition, le sens clinique, la précision des données : c'est l'œuvre d'un savant; et je ne crois pas qu'on ait jamais apporté plus de netteté que lui dans l'étude nosographique d'une maladie mal déterminée. » Voir *Mémoires de l'Académie*, t. 36, Ve fascicule.

**11° Du tanin dans le traitement de la grippe.**

Cette nouvelle brochure, publiée dans les *Archives de médecine*, n° d'août 1889, et analysée dans la plupart des publications françaises et étrangères, a pour but de faire connaître les avantages qu'on peut retirer de ce médicament qui, à notre connaissance, n'avait pas encore été employé, avant nous, dans le traitement de la grippe, simple ou compliquée.

**12° Divers articles dans la Gazette hebdomadaire (vaccination et revaccination).** 1880, p. 387 et 1881, p. 431. — **Contagion de la fièvre typhoïde, de l'angine diphthéritique et de la scarlatine**, 1882, p. 672.

**13° Une note sur l'épidémie de fièvre grippale,** survenue à Baccarat, en janvier 1890. *Gaz. heb.*, n° 8, 1890.

Dans cette note, M. le Dr Alison démontre l'existence de la contagion de la grippe épidémique, contrairement à l'opinion de la plupart des pathologistes.

2

**Lettre sur l'épidémie actuelle de fièvre grippale survenue à Baccarat et dans les environs**, par le Dr A. ALISON, ancien interne des hôpitaux de Paris.

Si jamais épidémie a eu un caractère général, c'est bien celle à laquelle nous assistions. Partie de Saint-Pétersbourg, elle a successivement envahi les grandes capitales de l'Europe, s'avançant maintenant dans le nouveau monde. Dans la mémorable discussion qui a eu lieu à notre Académie de médecine le 17 décembre 1889 et à laquelle ont pris part MM. Proust, Brouardel, L. Colin, Bucquoy, Olivier, Bouchard, Dujardin-Beaumetz et Le Roy de Méricourt, il a été amplement démontré, ainsi que du reste cela avait été aussi généralement admis à la Société de médecine interne de Berlin (16 octobre 1889 et 6 janvier 1890), que, malgré certains caractères insolites de l'épidémie actuelle, il s'agissait bien évidemment d'une affection grippale et non de la fièvre dengue.

De Paris, comme des autres grandes villes, sont sorties diverses expansions épidémiques qui, pour ce qui concerne surtout notre région de l'Est, ont atteint successivement Nancy, Lunéville, Saint-Dié, Baccarat, Raon-l'Etape et les autres localités de moindre importance. A Baccarat, ville de 6,000 habitants, assise sur les deux rives de la Meurthe, pourvue abondamment d'une eau de montagne excellente et soigneusement captée, l'épidémie a régné du 22 octobre 1889 au 25 janvier 1890 et a acquis son apogée du 2 au 17 janvier. Dans l'espace de quinze jours, presque la moitié de la ville fut atteinte. La population ouvrière fut frappée quelques jours après la population de la ville, et à peu près dans les mêmes proportions. Du 2 au 12 janvier 1890, sur 2,025 ouvriers dont se compose la cristallerie, 280 verriers et 480 tailleurs tombèrent malades. Après Baccarat, vint le tour des villages voisins, lesquels, au nombre d'une quinzaine, furent tous successivement visités par l'épidémie. Dans chacun, une bonne moitié de la population paya son tribut à l'épidémie. Il y eut ainsi plus de 4,000 personnes qui furent obligées de suspendre leur travail ou de s'aliter. En ce qui concerne Baccarat, nous avons eu nous-même en l'espace de quinze jours, à donner des soins continus à près de deux cents malades.

Nous devons faire remarquer ici que la constitution médicale de Baccarat était excellente lorsqu'est survenue l'épidémie. A peine s'il existait, comme à la même période des années précédentes, un nombre égal d'angines, de laryngo-bronchites et d'embarras gastriques. Sauf dans quelques villages, comme Reherry et Glonville, localités du reste peu atteintes par l'épidémie actuelle et où avaient existé quelques cas de maladies des voies digestives et respiratoires, on peut dire que le canton de Baccarat se trouvait dans un état sanitaire aussi bon que possible lorsque la grippe y a fait invasion.

Cette affection eut des caractères symptomatiques semblables à ceux qui furent constatés partout, de Saint-Pétersbourg à Paris, à Nancy et ailleurs. Ses formes, comme cela est ordinaire, furent extrêmement variées, non seulement suivant la période de la maladie, mais encore suivant l'âge (les formes nerveuse et gastrique nous ayant paru plus fréquentes chez les enfants) et la tare organique constitutionnelle de l'individu. Sous ce dernier rapport, rien de plus fréquent que de constater, parmi les membres d'une même famille, à côté de la forme nerveuse chez les uns, la forme gastrique chez d'autres et la prédominance catarrhale chez un troisième. Presque toujours, même, ces formes étaient associées dans des combinaisons différentes. C'est du moins ce qui ressort de l'observation des cent quatre-vingt-douze malades que nous avons suivis du 2 au 18 janvier 1890. Quant aux complications, nous les signalons plus loin en parlant du caractère infectieux de la maladie. La mortalité fut cependant minime; et, pour Baccarat, il n'y eut que dix décès qu'on put mettre sur le compte de l'épidémie et qui survinrent chez des vieillards, des cachectiques, des bronchitiques et des cardiaques. A la campagne la mortalité fut encore moindre, la maladie ayant eu souvent une intensité moins considérable. Dans presque tous les cas, la mort fut le résultat de complications thoraciques.

Nous arrivons ainsi à ce qui fait plus particulièrement le sujet de ce travail, l'étiologie de la maladie et plus spécialement la démonstration du caractère infectio-contagieux de l'épidémie. Il y a lieu, en effet, de nous demander si, indépendamment des causes atmosphériques de la grippe (variations brusques de la température, froid, dégel et humidité, vents d'est, vifs et glacés, brouillards, persistance de la neige) et de ses causes organiques et individuelles, surmenage physique et intellectuel, activité après une période de sédentarité excessive, constitution arthritique, prédisposition catarrhale des muqueuses respiratoire et stomacale, si, disons-nous, la maladie n'est pas infectieuse et contagieuse.

Et tout d'abord, le caractère infectieux de l'épidémie actuelle nous paraît démontré par les considérations suivantes :

*a*) Il y a eu, comme pour les autres épidémies nettement infectieuses, la fièvre typhoïde, par exemple, une période d'apogée précédée d'augment ou d'incubation et suivie d'une autre période, de déclin. En général les cas de maladie, épars et plus légers au début, sont devenus plus fréquents et ont acquis plus d'intensité au fur et à mesure que vieillissait l'épidémie.

*b*) Si les prodromes ont été, en général, peu marqués, et, en tous cas, hors de proportion avec le début souvent brusque et intense de la maladie, ils ont cependant existé dans la grande majorité des cas; c'étaient surtout des cauchemars, un peu d'insomnie, de céphalée et d'élancements névralgiques passagers ou un peu de nausées, d'anorexie ou bien encore quelques phénomènes catarrhaux de peu d'importance, enchifrenement, toux, état voilé de la voix, tout cela avec un certain caractère général de courbature et quelquefois des faiblesses syncopales.

*c*) L'état de la fièvre, précédée de frissons et souvent avec défervescence brusque, dans le cas d'absence de déterminations locales. Cette terminaison de la fièvre en lysis, comme dans la pneumonie, constitue un des bons caractères de maladies infectieuses.

Les frissons du début, n'ont pas fait défaut, même alors que la fièvre affectait, comme cela avait lieu dans les formes chroniques ou traînantes, un type rémittent ou à reprises, comme dit le professeur Jaccoud.

*d*) Ses déterminations ou complications générales si nombreuses survenues pendant le cours de la maladie et montrant que l'organisme entier pouvait être imprégné par l'affection épidémique. C'est ainsi qu'on a noté et que nous avons pu nous-même constater la plupart de ces complications : du côté du cerveau, la prostration, le coma et quelquefois un délire violent (adolescent à cerveau surmené); du côté du cœur de l'endo-péricardite, de la dilatation du cœur avec asystolie comme Bucquoy l'avait déjà constaté en 1875, et que nous avons notée aussi dans cinq cas chez des artério-scléreux ; du côté des voies respiratoires, des congestions et des pneumonies graves ataxo-adymaniques; du côté des reins, de l'albuminurie; enfin quelquefois, des otites suppurées et des troubles visuels, de la polyadénite cervicale et du gonflement de la rate; des hémorrhagies diverses, épistaxis, hémoptysies, hématuries et métrorrhagies.

*e)* Les hypercrinies multiples, sudorale, urinaire, intestinale, survenues vers le déclin de la maladie et indiquant des efforts faits par l'organisme entier pour se débarrasser.

*f)* La longueur de la convalescence, même alors que la maladie avait été de courte durée, en montrant l'atteinte sinon grave, du moins profonde dont l'organisme a été pénétré.

*g)* Enfin, si du circonscrit et du partiel on peut, par induction, conclure, jusqu'à un certain point, au général, l'origine probablement aussi infectieuse de certaines petites épidémies locales, ressemblant à celles que nous étudions et dont nous donnerons bientôt un résumé page 22, semble aussi être un nouvel argument en faveur du caractère infectieux de l'épidémie actuelle.

Nous voici maintenant arrivé à une des questions les plus importantes de notre étude, la démonstration de la contagiosité de l'épidémie qui a sévi à Baccarat et dans les environs, et qui n'était qu'une expansion de l'épidémie générale qui semble devoir faire le tour du monde.

Les preuves de cette contagion nous sont données par la marche générale de la maladie, par la manière dont elle a pénétré à Baccarat et de là, ensuite, dans les petites localités groupées autour de cette ville.

I. — Dans sa marche de l'Est vers l'Ouest, on a pu constater que la période maxima de l'épidémie avait eu lieu :

A Saint-Pétersbourg, dans la deuxième semaine de novembre;

A Stockolm et à Varsovie, dans la deuxième semaine de décembre;

A Vienne, à Berlin, à Kiel et à Dantzig, dans la troisième semaine de décembre;

A Paris, à Francfort-sur-le-Mein et à Hanovre, dans la quatrième semaine de décembre;

Puis, si nous suivons cette épidémie vers l'Est, à Nancy, dans la semaine du jour de l'an; à Lunéville et à Saint-Dié, dans la première semaine de janvier; à Baccarat, dans la seconde; dans les villages très rapprochés de cette ville, dans la troisième: et dans les autres, dans la quatrième du même mois. Cette marche envahissante par foyers successifs, survenus, non par hasard, mais par suite, ainsi que nous le verrons, de communications entre les malades et les individus sains, indépendants de la direction générale des vents, puisque, en ce qui concerne notre pays, nous le voyons atteint après Saint-Pétersbourg, après Paris, après Nancy, après Lunéville, doit, ce nous semble, être interprété comme un argument en faveur de la contagion plutôt que des causes atmosphériques et des vents d'Est vers l'Ouest.

D'autre part, l'épidémie, à partir du moment où elle a pénétré dans Baccarat, s'y est développée, par *unités successives* au début et à la fin, et *par groupes* au moment de son apogée. Une fois entrée dans un famille, s'il y a eu un grand nombre de malades atteints, d'habitude ils ont été pris successivement à un ou quelques jours d'intervalle et non pas simultanément. Ce fait doit être rapporté comme un bon argument en faveur de la contagion. Quant au développement par groupes ou par masses, comme cela a eu lieu surtout dans les grandes villes, au moment surtout de la période maxima de l'épidémie, il ne doit pas être considéré comme une preuve de non contagion; puisqu'il a été précédé, comme cela a pu être constaté dans les petites localités, d'une période pendant laquelle les cas de maladie épars et disséminés ont été rattachés à la contagion, et alors, à un moment donné, sous l'influence de causes prédisposantes atmosphériques et individuelles, il a pu y avoir, encore par contagion, des masses d'individus tombés malades dans une même journée.

II. — D'autre part, l'épidémie a pénétré à Baccarat à la suite de nombreuses importations dont voici le résumé.

*Première observation.* — A la date du 14 décembre 1889, M. B., étant revenu de Saint-Cyr atteint par l'épidémie régnante, communiqua la maladie, quelques jours après son arrivée, aux enfants Charles S., Joseph F., Albert M. et Nicolas M., de sa maison, qui la portèrent dans leur famille, d'où l'affection se répandit dans les maisons voisines ; et ainsi se développèrent, dans plusieurs quartiers de l'ancien Baccarat, des foyers multiples qui devinrent à leur tour des centres de contagion.

2° Sur un des points tout différents de la ville, rue de Frouard, nous vîmes de même, à la suite d'une visite faite par Mme B., le 18 décembre, à Lunéville, où commençait à régner l'épidémie, la maladie se propager, par cette dame atteinte le 19, dans sa famille, autour de chez elle et dans les familles D. et T. qui fréquentaient tous les jours sa maison.

3° Henri G., revenu malade du lycée de C., le 20 décembre 1889, et en proie à un délire violent suivi de phénomènes catarrhaux de grande intensité, communiqua le germe de son affection à quatre personnes de sa famille sur six, jusqu'alors très bien portantes et qui furent successivement atteintes à un ou trois jours d'intervalle.

4° Un autre collégien, Emile G., renvoyé du lycée de N. où il était à l'infirmerie depuis huit jours, n'ayant encore que des phénomènes nerveux avec un peu d'angine et une toux très légère, communiqua de même la maladie à trois personnes sur six de sa famille, habitant une maison située au centre de la ville, dans un quartier différent de ceux habités par les précédents. De là, la grippe infectieuse passa successivement dans les familles voisines C. et H. et dans celles de leur parenté B., Z. et N.

5° Enfin M. S., alors bien portant, habitant une maison située à l'extrémité du faubourg de H. et distante de plus d'un kilomètre des quartiers précédents, fut frappé le lendemain du jour (4 janvier 1890) où il était allé à Saint-Dié, dans sa famille où régnait l'épidémie. Il eut une fièvre catarrhale intense avec broncho-pneumonie. Le 7, ses deux enfants, jusque-là parfaitement sains, furent atteints, et le 8, ce fut le tour de la domestique. Aucun d'eux n'était sorti de la maison. Toutes les maisons de la même rue furent ensuite visitées par l'épidémie.

III. — De Baccarat surtout et des autres pays contaminés, l'épidémie a pénétré rapidement dans les villages environnants.

Au point de vue qui nous occupe, ces derniers peuvent être divisés en trois groupes. Ceux, au nombre de quatre, dans lesquels la maladie a eu peu d'intensité et n'a pas pu être suivie pas à pas ; ceux, comme Bertrichamps-Deneuvre qui envoient tous les jours, à l'usine de Baccarat, plusieurs centaines d'ouvriers et dans lesquels la grippe a pénétré pour ainsi dire d'emblée, ne permettaient pas, à l'observation, la dissociation rigoureuse des cas et partant la recherche de leur origine. Nous n'insisterons pas sur les communes appartenant à ces deux catégories. Voici, pour les autres, des faits de contagion intéressants.

6° Obs. — Gelacourt est un petit village de cent soixante-dix-huit habitants, à quatre kilomètres de Baccarat. La famille D., très nombreuse, a eu deux de ses enfants (ce sont les seuls de cette localité qui travaillent à la cristallerie) atteints par l'épidémie, le 4 janvier 1890, au moment où les autres ouvriers tombaient malades par cinquante à soixante-dix par jour. De retour dans leur famille, ils durent garder le lit pendant trois à cinq jours (formes nerveuse et respiratoire). Leurs autres frères et sœurs, au nombre de quatre, furent frappés à leur tour et successivement; puis la maladie envahit les familles voisines : T., dans laquelle il y eut cinq personnes atteintes sur sept, et V. en ne laissant que le père indemne sur quatre. De là la maladie se répandit dans le village et atteignit environ un tiers de la population.

7° A Pettouville, autre petit village de cent soixante-cinq habitants, l'épidémie fut importée par un sieur P., meunier, qui, en voyageant, avait pris le germe de sa maladie à Domjevin, grosse localité où régnait déjà l'épidemie, venant de Lunéville. Il garda le lit du 8 au 12 janvier (formes gastrique et catarrhale), transmit son affection à deux personnes de sa famille, puis aux personnes (famille V. et T.) habitant autour du moulin. Celles-ci communiquèrent ensuite la maladie à tout le quartier.

8° Un peu après, mais provenant de la même source, la grippe épidémique envahit le petit village de Reclonville (canton de Blamont) par deux quartiers opposés. D'une part, C. marchand de vins, et bien portant, étant allé, le 14 janvier 1890, à l'enterrement d'un de ses amis habitant le village important de Marainvilliers (canton de Lunéville) où régnait l'épidémie grippale, se mit au lit le lendemain, eut une forme catarrhale grave avec congestion pulmonaire, asphyxie et dilatation du cœur, suivie de guérison.

Le surlendemain son fils aîné fut grippé, puis le 18, ce fut le tour de la mère et, le 21, de deux autres enfants. Deux familles voisines ayant des relations journalières avec la famille C. eurent aussi des malades atteints de la même affection. D'autre part, la femme V., coquetière, se rendant pour son commerce toutes les semaines à Lunéville, y prit le germe d'une grippe infectieuse qu'elle communiqua à sa famille, jusque-là bien portante, et à quatre autres familles de son quartier.

9° Il y eut aussi une autre importation contagieuse dans le village de Vaxainville, due à l'arrivée, le 2 janvier 1890, dans sa famille, d'une jeune fille pensionnaire d'une école de Baccarat. Se plaignant depuis quelques jours de céphalalgie fronto-orbitaire avec fièvre par moments et courbature générale, elle se coucha en arrivant chez elle, donna la maladie à sa sœur et à sa mère, puis, à la suite, aux familles G. M. et A., parentes de la jeune fille qu'elles allaient voir tous les jours ; enfin, l'épidémie se généralisa dans toute cette petite localité.

10° Plus loin, nous trouvons un autre village, Vacqueville, du canton de Baccarat, également contaminé par une importation très nette. Le 10 janvier 1890, alors que l'épidémie était à son apogée dans cette dernière ville, Emile V., maréchal ferrant, et tout à fait bien portant, y étant venu chercher du fer, dut s'aliter dès le lendemain à la suite de courbature avec fièvre, toux et vomissements bilieux. Il communiqua sa maladie à deux personnes de sa famille, puis à la plupart des personnes de son quartier.

Comme V. est en même temps épicier, une femme M., habitant à l'autre extrémité du village, vint chez lui le 14 janvier, y prit aussi le germe de son affection, la communiqua aux familles N. C. et F. et ainsi se dissémina dans tout le village l'épidémie de Baccarat. Il y eut environ moitié de la population malade, sans aucun décès.

11° Voici maintenant comment fut envahi par la même épidémie un autre village des environs, Pexonne, situé à 2 kil. de Badonviller, son chef-lieu de canton, infecté lui-même à artir du 8 janvier 1890, avec période maxima du 20 au 25.

Dans cette localité de Pexonne, où se trouve une importante usine de faïence opaque occupant près de cinq cents ouvriers, la grippe épidémique y pénétra par trois points principaux :

*a*) Par la famille F., dans laquelle arriva, déjà malade, de Lunéville où régnait en plein l'épidémie, madame G., le 4 janvier 1890. Cette dame dut se mettre au lit dès son arrivée ; et trois jours après tombèrent successivement malades trois de ses petits-enfants et les deux domestiques, qui, jusqu'à ce moment, étaient tous bien portants.

*b*) Par un aiguilleur de la gare de Pexonne, le sieur P., tombé malade (forme nerveuse et catarrhale) le 8 janvier, le lendemain du jour où il était monté pour lui serrer la main dans le compartiment de l'un de ses camarades, également aiguilleur, à la gare de Badonviller, le nommé D., alors fortement grippé et revenant de Baccarat où il était allé consulter le médecin. Il communiqua aussi la maladie à deux personnes de sa famille et aux employés de la gare.

*c*) Enfin, par les ouvriers de Badonviller, travaillant à l'usine de Pexonne et qui, tous les matins, au nombre de près de deux cents, se rendent à leur travail. De tous ces différents foyers, l'épidémie rayonna dans tout le village et atteignit un bon tiers de la population.

12° Voici encore un exemple de contagion épidémique qui nous a été fourni par un jeune homme, F. Auguste, habitant avec sa famille une des quatre maisons de ferme de V. (canton de Rambervillers). A la suite d'une visite chez ses parents, habitant Baccarat, où étaient couchées ses deux sœurs atteintes de bronchite grippale, il tomba malade, eut tous les symptômes d'une grippe catarrhale et gastrique et donna ensuite le germe de l'épidémie aux personnes des familles V. et S., demeurant à côté de chez lui et qui étaient venues le voir à tout instant.

Nous venons de démontrer que l'épidémie actuelle de Baccarat et des environs avait revêtu un caractère infectio-contagieux. Cette doctrine de la contagion de la grippe n'a été jusqu'ici appuyée que sur un petit nombre de faits, rapportés par les docteurs Blanc, à Dijon (1860); Champouillon (1867), Hérard (1868), Desplats (1873), Bertholle (1876), A. Ollivier (1875). Nous pensons cependant que de nouvelles preuves de contagiosité ne tarderont pas à être fournies, par l'observation clinique d'abord puis par l'examen microscopique et les cultures.

Aujourd'hui, si l'on ne connaît pas encore le microbe spécifique de la grippe, on sait du moins qu'il existe dans le sang, les organes et certaines sécrétions, plusieurs bacilles, entre autres le streptocoque et le pneumocoque de Friedlander et de Talamon (Ch. Bouchard, Leyden, Vaillard, du Cazal, etc.); et les observations ultérieures montreront sans doute s'il ne s'agit pas là, comme le pensent le professeur Bouchard, MM. Chantemesse et Widal, de microbes développés en nous par infection secondaire et y résidant, inertes, à l'état normal.

En résumé si, comme nous l'espérons, le caractère infectio-contagieux de l'épidémie actuelle est démontré par les observations ultérieures de nos confrères, nous ne voyons pas pourquoi la grippe, comme les autres pyrexies, ne mériterait pas la dénomination de fièvre grippale. De cette façon pourraient peut-être se trouver satisfaits ceux qui, frappés de certains caractères symptomatiques insolites de l'épidémie régnante, comparée à la grippe catarrhale vulgaire, si bien mis en évidence par M. Bucquoy, voudraient, malgré l'insistance de MM. Brouardel, Le Colin, Le Roy de Méricourt, adopter à la place du mot grippe celui d'influenza ou encore celui de dengue.

*Addenda*

Nous avons dit plus haut que le caractère infectieux de la fièvre grippale pouvait tenir à des émanations putrides.

Depuis vingt ans, nous n'avons vu se développer, à Baccarat (et je crois qu'il en est de même dans beaucoup de villes), aucune épidémie locale de fièvre grippale, semblable au point de vue symptomatique à l'épidémie régnante.

Au contraire, dans les villages du voisinage, il n'est guère d'années où nous ne puissions observer quelques foyers de grippe infectieuse, comparables, pour les signes cliniques, à la maladie dont nous venons de tracer l'histoire. Pourquoi cela? Si les autres conditions étiologiques, météorologiques (froid, humidité, brouillards, vents d'est) et individuelles (affaiblissement de l'organisme, surmènement, tares diverses du côté des muqueuses respiratoire et gastrique) sont les mêmes dans les petites communes envahies que dans celles qui ne l'ont pas été, il faut bien que, dans les premières, il y ait autre chose; c'est l'existence d'émanations miasmatiques. Sans parler des causes générales d'insalubrité, fosses à purin et fumiers placés près des habitations, conduits d'égouts souvent obstrués et traversant les maisons, eaux de boissons fournies par des pompes ménagères, souvent contaminées par des infiltrations de voisinage (dans un des villages réputés les plus sains, nous avons trouvé, sur 128 pompes ménagères 78 donnant par intervalles rapprochés de l'eau manifestement souillée par des matières organiques), il est d'autres localités qui nous ont présenté, au moment où nous avons observé les épidémies circonscrites de fièvre grippale dont nous avons parlé, d'autres causes particulières d'insalubrité (dépôts de matières végétales en décomposition, ruisseaux et mares d'eau marécageuses aux extrémités des villages, etc.).

Parmi les épidémies circonscrites de grippe infectieuse que nous avons observées depuis 1871, nous indiquerons seulement les suivantes : 1o épidémie d'Ogeviler, 1873 (368 habitants), survenue le 15 mars, ayant atteint, jusqu'au 2 mai, 125 personnes avec 6 décès consécutifs à la bronchite et à la pneumonie et causée principalement par des dépôts en voie de fermentation de pelures d'osier disséminées dans le village.

2o Épidémie de Hablainville, 1875 (420 habitants), ayant atteint 81 personnes dont 17 décès, par pneumonies, soit 1[25 de la population totale du 28 janvier au 25 mai suivant. Cette épidémie, la plus cruelle que nous ayons observée, et qui a été publiée dans les *Archives générales de médecine* (nos de sept. et oct. 1883 et tirage à part, chez Asselin (*Considérations sur l'étiologie de la pneumonie lobaire*, p. 38 et suivantes), a surtout été remarquable, outre sa mortalité excessive, par ce fait que les pneumonies, au lieu de survenir vers le déclin de l'épidémie, se sont montrées uniquement au début à cause du froid vif avec vent du N.-E., ciel pur et persistance de dépôts de neige dans les fossés et les montagnes voisines; à la fin, à raison de la reprise du froid au moment des premiers travaux de la campagne. Nous lui avons attribué aussi, indépendamment des causes banales, une origine miasmatique, en rapport avec les fossés de drainage laissés à découvert dans toute la partie du village où a existé l'épidémie et remplis de tuyaux en bois pourri imprégnés de substancesorganiques.

3° Épidémie de Vacqueville, 1875 (754 hab.), qui détermina 38 cas de maladie et 8 décès. Elle fut causée par les émanations provenant d'une mare d'égouts placée au N.-E. du hameau de Xermamont et propagées par les vents d'est, car les autres parties du village placées plus au nord avaient été totalement épargnées.

4° Epidémie de Fontenoy, 1880 (612 hab.), ayant atteint 48 personnes, sur lesquelles il y eut 4 cas de mort, par pneumonie, habitant toutes, à l'exception de six, autour d'une mare d'eau servant d'abreuvoir aux animaux.

5° Epidémie de Meuil, près Rambervillers, 1887 (720 hab.), ayant porté sur 40 malades, habitant le même quartier et en rapports journaliers. On compta 7 décès sur 9 personnes atteintes par pneumonie et bronchite capillaire. Au bas de ce quartier est aussi une mare d'eau, continue au ruisseau.

6° Epidémie de Menarmont, 1888 (180 hab.), ayant déterminé 68 cas de maladie. Ce village est particulièrement malpropre, enfoncé avec un ruisseau marécageux.



Paris. — Typ. A. DAVY, 52, rue Madame.

Paris. — Typ. A. DAVY, 52, rue Madame.

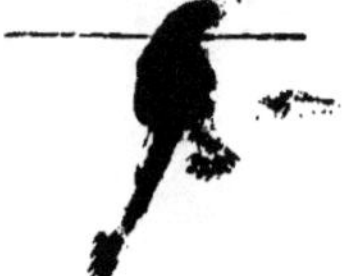

www.ingramcontent.com/pod-product-compliance
Lightning Source LLC
LaVergne TN
LVHW052029160826
845678LV00003B/1252

* 9 7 8 2 3 2 9 6 4 6 0 3 9 *